RÉPUBLIQUE FRANÇAISE

ARRONDISSEMENT DE VERSAILLES

VILLE DE POISSY

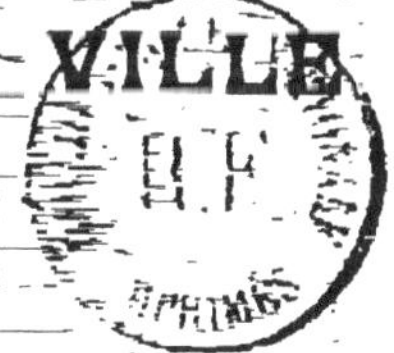

RÈGLEMENT SANITAIRE

[illegible] par le Conseil d'Hygiène Départemental les 27 Mai 1909
et 23 Février 1911

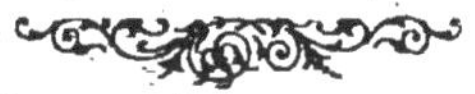

POISSY
IMPRIMERIE COLLOT-DÉTABLE
113, Rue de Paris, 113

1912

RÉPUBLIQUE FRANÇAISE

ARRONDISSEMENT DE VERSAILLES

VILLE DE POISSY

RÈGLEMENT SANITAIRE

Approuvé par le Conseil d'Hygiène Départemental les 27 Mai 1909 et 23 Février 1911

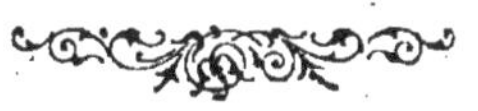

POISSY
IMPRIMERIE COLLOT-DÉTABLE
113, Rue de Paris, 113

1912

RÈGLEMENT SANITAIRE

Nous Maire de Poissy, Chevalier de la Légion d'honneur, Officier de l'Instruction Publique :

Vu l'article 97 de la loi du 5 Avril 1884 ;

Vu la loi du 15 Février 1902 relative à la protection de la santé publique ;

Vu les délibérations du Conseil municipal en date des 11 Février 1904 et 22 Mars 1905 ayant décidé que :

Toute la partie du territoire comprise dans les limites de l'Octroi serait soumise au règlement modèle A, annexé à la loi du 15 Février 1902, c'est-à-dire, celui applicable aux Villes, Bourgs ou Agglomérations.

Que le surplus du territoire situé en dehors des limites de l'Octroi, serait soumis aux prescriptions du règlement modèle B, annexé à la même loi, c'est-à-dire, celui applicable aux Communes ou parties de Communes rurales, le tout sous le bénéfice des modifications apportées par le Conseil municipal en les délibérations sus-visées.

ARRÊTONS :

Le règlement sanitaire municipal prescrit par l'article 1er de la loi du 15 Février 1902 sur la santé publique sera divisé en deux chapitres.

CHAPITRE PREMIER

RÈGLEMENT APPLICABLE A LA PARTIE AGGLOMÉRÉE DANS LES LIMITES DE L'OCTROI.

TITRE PREMIER

Salubrité.

Règles générales de la salubrité des habitations.

Article premier. — Les habitations seront aérées et éclairées largement. Leurs revêtements intérieurs seront maintenus en état de propreté parfaite.

Elles seront munies de moyens d'évacuation des eaux pluviales, des eaux ménagères et des matières usées.

Pièces destinées à l'habitation.

Art. 2. — Toute pièce pouvant servir à l'habitation soit de jour soit de nuit, c'est-à-dire toute pièce dans laquelle le séjour peut être habituel de jour ou de nuit, aura une capacité d'au moins 25 mètres.

Elle sera aérée et éclairée directement sur rue ou sur cour par une ou plusieurs baies. L'ensemble de celles-ci présentera une surface d'au moins 2 mètres carrés, et au moins un mètre carré en plus pour chaque fois 30 mètres cubes. Ces dimensions pourront avoir une superficie de 1 m. 50 par chaque fois 20 mètres cubes, pour les pièces habitables de l'étage le plus élevé.

Art. 3. — Les jours de souffrance ne pourront jamais être considérés comme baies d'aération.

Caves.

Art. 4. — Les caves ne pourront servir à l'habitation de jour ou de nuit. Elles seront toujours ventilées par des soupiraux communiquant avec l'air extérieur.

Il est interdit d'ouvrir une porte ou trappe de communication avec une cave dans une pièce destinée à l'habitation de nuit.

Sous-sols.

Art. 5. — Les sous-sols destinés à l'habitation de jour auront chacune de leurs pièces aérée et éclairée au moyen de baies ouvrant sur rue ou sur cour et ayant les dimensions indiquées à l'article 2.

L'habitation de nuit est interdite dans les sous-sols.

Rez-de-chaussée et étages.

Art. 6. — Le sol et les murs des locaux du rez-de-chaussée seront séparés des caves ou des terre-pleins par une couche isolante imperméable placée en contre-haut du sol extérieur.

Art. 7. — Dans les bâtiments, de quelque nature qu'ils soient, destinés à l'habitation de jour ou de nuit, la hauteur des pièces ne sera pas inférieure aux dimensions suivantes, mesurées sous plafond : 2 m. 60 pour le sous-sol ; 2 m. 80 pour le rez-de-chaussée et l'étage situé immédiatement au-dessus : 2 m. 60 pour les autres étages. La profondeur des pièces habitées ne pourra dépasser le double de la hauteur de l'étage.

Art. 8. — A l'étage le plus élevé du bâtiment, la hauteur minimum de 2 m. 60 sera mesurée à la partie la plus haute du rampant. Toute chambre lambrissée aura au moins une surface de plafond horizontal d'au moins 2 mètres. La partie lambrissée comprendra une couche de matériaux protégeant l'occupant, autant que possible, contre les variations atmosphériques.

Hauteur des Maisons.

Art. 9. — La hauteur des maisons, mesurée, sur le point milieu de la façade, entre le niveau du trottoir ou le revers du pavé au pied de cette façade et la ligne de faîte de l'immeuble, n'excédera pas les dimensions suivantes en rapport avec la largeur réglementaire de la voie :

Voies de moins de 12 mètres. Hauteur de 6 mètres, augmentée d'une dimension égale à la largeur de la voie.

Voies de 12 à 15 mètres. Hauteur de 19 mètres.

Voies de 15 mètres et au-dessus. Hauteur de 20 mètres.

Pour le calcul de la cote de hauteur, toute fraction de la voie sera comptée pour un mètre.

Art. 10. — Lorsque les voies sont en pente, la façade des bâtiments en bordure sera divisée, pour le calcul de la hauteur, en section ne pouvant dépasser 30 mètres. La cote de hauteur de chaque section sera prise au point milieu de chacune d'elles.

Art. 11. — Pour les bâtiments compris entre des voies d'inégales largeurs ou de niveaux différents, la hauteur de chacune des façades sur rue ne pourra dépasser celle qui est fixée en raison de la largeur ou du niveau de la voie sur laquelle elle s'élève.

Cours et courettes

Art. 12. — Les cours sur lesquelles prennent jour et air des pièces pouvant servir à l'habitation soit de jour soit de nuit auront une surface d'au moins 30 mètres carrés.

Art. 13. — Les cours, dites courettes, sur lesquelles sont exclusivement aérées et éclairées des pièces qui ne peuvent être destinées à l'habitation auront une surface de 15 mètres carrés au moins.

Art. 14. — Il est interdit de placer des combles vitrés au-dessus des cours ou des courettes, à moins qu'il ne soit établi à la partie supérieure de ces cours ou courettes,ainsi qu'à leur partie inférieure, des prises d'air assurant une ventilation efficace dans toute la hauteur.

Art. 15. — Les vues directes prises dans l'axe de chaque baie des pièces servant à l'habitation de jour et de nuit et donnant sur des cours ne seront pas inférieures à 4 mètres.

Art. 16. — Au dernier étage des bâtiments, les pièces servant à l'habitation de jour ou de nuit peuvent exceptionnellement prendre jour et air sur des courettes.

Escaliers

Art. 17. — Les escaliers seront aérés et éclairés dans toutes leurs parties.

Chauffage

Art. 18. — Dans toute pièce habitable contenant une cheminée, celle-ci sera pourvue d'une prise d'air d'amenée de l'air extérieur.

Art. 19. — Les fourneaux de cuisine, fixes ou mobiles brûlant du bois, du charbon, du coke, du gaz ou des combustibles liquides, seront surmontés d'une hotte raccordée sur un conduit de fumée. Dans le cas contraire, ils devront être efficacement ventilés. Les clefs destinées à régler le tirage de ces conduits de fumée ne pourront jamais être installées de façon à fermer complètement la section de ces conduits.

Art. 20. — Les tuyaux de fumée s'élèveront à 0 m. 40 au moins au-dessus de la partie la plus élevée de la construction.

Art. 21. — Les prises d'air des calorifères ne pourront se faire qu'à l'extérieur.

Art. 22. — Les appareils de chauffage seront construits et installés de telle sorte qu'il ne s'en dégage, à l'intérieur des pièces habitables, ni fumée ni aucun gaz pouvant compromettre la santé des habitants.

Alimentation d'eau

Art. 23. — Dans les agglomérations pourvues d'une distribution publique d'eau potable, les habitations en bordure des rues parcourues par une canalisation, lui seront reliées par un branchement spécial. Celui-ci desservira, autant que possible, les différents étages en cas de locations multiples de ces immeubles, ou tout au moins l'usage de l'eau potable sera assuré à tous les locataires. (*Voir à l'art. 76 la date de mise en vigueur*).

Art. 24. — Dans le cas où un immeuble est, en outre, desservi par une canalisation d'eau non potable, cette canalisation sera rendue distincte par une couche de peinture de couleur déterminée, et il n'existera aucune communication dans les maisons entre les deux réseaux de distribution.

Ar. 25. — S'il n'existe pas dans l'agglomération de distribution publique d'eau potable, toutes les maisons seront néanmoins pourvues d'eau de lavage. (*Voir art. 76 pour la date de mise en vigueur*).

Art. 26. — Tout appareil de puisage ou de prise d'eau sera établi de telle sorte qu'il ne devienne une cause d'humidité pour la construction.

Art. 27. — Les réservoirs d'eau potable auront leurs parois formées de matières qui ne puissent être altérées par les eaux. Le plomb en sera exclu.

Ils seront hermétiquement clos à leur partie supérieure, de façon que les poussières, les liquides ou toutes autres matières étrangères n'y puissent pénétrer.

Ils seront soustraits au rayonnement solaire et éloignés des conduits d'évacuation des eaux ménagères et des matières usées.

Leur partie inférieure sera munie d'un robinet de nettoyage.

Ils seront tenus en état constant de propreté.

Art. 28. — Aucun puits ne pourra être utilisé pour l'alimentation privée ou publique, s'il n'est situé à une distance convenable des cabinets et fosses d'aisances, de fumiers et dépôts d'immondices.

Art. 29. — Les parois des puits seront étanches. Ils seront fermés à leur orifice et protégés contre toute infiltration d'eaux superficielles par l'établissement d'une aire en maçonnerie bétonnée, large d'environ 2 mètres, hermétiquement rejointe aux parois des puits et légèrement inclinée du centre vers la périphérie.

Art. 30. — Les puits seront tenus en état constant de propreté. Il sera procédé, en outre, à leur nettoyage ou à leur désinfection, sur injonction du Maire après avis conforme du bureau d'hygiène ou de l'autorité sanitaire, dans les conditions prévues à l'article 12 de la loi du 15 Février 1902.

Art. 31. — Les puits hors d'usage seront fermés et ceux dont l'usage est interdit à titre définitif seront comblés jusqu'au niveau du sol.

Art. 32. — En cas d'usage de l'eau de citerne pour l'alimentation, les parois de cette citerne et les tuyaux d'amenée seront imperméables.

L'orifice des citernes sera clos et l'eau ne pourra y être puisée qu'à l'aide d'une pompe ou d'un robinet siphoné, suivant le cas.

Des dispositions seront prises pour que les premières eaux de pluie ne soient pas versées dans les citernes.

Evacuation des eaux pluviales

Art. 33. — Des chéneaux et gouttières étanches de dimensions appropriées recevront les eaux pluviales à la partie basse des couvertures, de façon à les diriger rapidement, sans stagnation, vers les orifices des tuyaux de descente.

Art. 34.— Il est interdit de projeter des eaux usées, de quelque nature qu'elles soient, dans les chéneaux et gouttières.

Art. 35. — Dans les maisons en bordures de rues munies d'égouts, le sol des cours et courettes sera revêtu en matériaux imperméables avec des pentes convenablement réglées pour diriger les eaux pluviales sur les orifices d'évacuation (entrées d'eau).

Les entrées seront munies d'une occlusion hermétique et permanente et raccordée sur les conduits d'évacuation.

Evacuation des eaux et des matières usées

Art. 36. — Dans toute maison il y aura, par appartement

quelle qu'en soit l'importance, à partir de trois pièces habitables (non compris la cuisine), un cabinet d'aisances installé dans un local éclairé et aéré directement.

Un évier ou un poste d'eau sera annexé à ce robinet toutes les fois que la canalisation le permettra. Cet évier ou ce poste d'eau comportera un robinet d'amenée pour l'eau de lavage et un vidoir pour l'évacuation des eaux usées.

Art. 37. — Il sera établi également et dans les mêmes conditions, pour le service des pièces habitables louées isolément ou par groupe de deux, un cabinet d'aisance par cinq pièces habitables, et un poste d'eau autant que possible par dix pièces habitables.

Art. 38. — Dans les établissements à usage collectif, le nombre des cabinets d'aisances sera déterminé en prenant pour base le nombre des personnes appelées à faire usage des cabinets et la durée de séjour de ces personnes dans lesdits établissements.

Art. 39. — Les cabinets d'aisances seront munis de revêtements lisses et imperméables, susceptibles d'être facilement lavés ou blanchis à la chaux. Ils seront suffisamment éclairés et aérés : leur baie d'aération sera installée de telle sorte qu'elle puisse rester ouverte en permanence.

Art. 40. — Les cabinets d'aisances installés dans les maisons ne communiqueront directement ni avec les chambres à coucher ni avec les cuisines. En aucun cas il n'y prendront air ni lumière.

Art. 41. — Dans les agglomérations pourvues d'un réseau d'égoûts, susceptible de recevoir les eaux usées, les habitations des rues desservies par ce réseau y seront reliées par des conduites convenablement établies. Aucune matière solide ou liquide de provenance excrémentielle ne pourra être envoyée à l'égoût, même après épuration biologique ; les fosses d'aisances devront être absolument étanches. (*Conseil départemental d'hygiène, 23 Février 1911 ; donné par le Préfet, 3 Avril 1911*). Les cabinets d'aisances seront munis d'une cuvette avec occlusion hermétique et permanente ; des dispositions y seront prises pour assurer le lavage complet de cette cuvette. (*Pour la mise en vigueur, voir l'art. 76*).

Art. 42. — Lorsque les conduits d'évacuation des matières usées aboutissent à des fosses ou à des tinettes, les cabinets d'aisances pourront être simplement munis d'un vase étanche à occlusion permanente inodore.

Les fosses d'aisances seront rigoureusement étanches.

Art. 43. — Les conduits et canalisations destinés à recevoir les matières des cabinets d'aisances auront leurs revêtements intérieurs lisses, imperméables. Ils seront installés de telle sorte qu'aucune matière n'y puisse séjourner. Les joints seront hermétiques.

Art. 44. — Les canalisations seront munies de tuyaux dits d'évent. Ceux-ci seront prolongés au-dessus des parties les plus élevées de la construction ; ils seront établis de manière à ne jamais déboucher soit au-dessous, soit à proximité des fenêtres ou des réservoirs d'eau.

Art. 45. — Il est interdit de déverser directement ou indirectement dans les cours d'eau aucune matière excrémentielle.

Art. 46. — Les conduits d'évacuation des éviers, lavabos, vidoirs, bains, etc., s'il existe des égoûts publics, seront indépendants de ceux des cabinets d'aisances et leur raccord sera disposé de telle sorte qu'aucun reflux de l'air de l'égout ne puisse se faire dans l'habitation.

Art. 47. — Tous ouvrages appelés à recevoir des matières usées, avec ou sans mélange d'eaux pluviales, d'eaux ménagères ou de tous autres liquides tels qu'égouts, conduits, tinettes, fosses, puisards, etc., auront leurs revêtements intérieurs lisses et imperméables.

Leurs dimensions seront proportionnées au volume des matières qu'ils reçoivent. Leurs communications avec l'extérieur seront établies de telle sorte qu'aucun reflux de liquides, de matières ou de gaz nocifs ne puisse se produire dans l'intérieur des habitations.

Art. 48. — Il est interdit de jeter dans les ouvrages destinés à la réception ou à l'évacuation des eaux pluviales, des eaux ménagères et des matières usées, des objets quelconques capables de les obstruer.

Art. 49. — Les puits et les puisards absorbants sont interdits dans toute la Commune (*Conseil d'hygiène départemental, voir art. 41*).

Art. 50. — Les écuries et étables auront leur sol imperméable. Elles seront convenablement éclairées et aérées. Si leur aération exige des conduits spéciaux, ceux-ci s'élèveront au-dessus du point le plus élevé de la construction.

Les fumiers et purins seront déposés ou recueillis sur des emplacements ou dans des fosses étanches ; ils seront enlevés aussi fréquemment que possible.

Permis de construction

Art. 51. — A dater de la publication du présent règlement, aucun immeuble destiné à l'habitation de jour et de nuit ne pourra être construit, s'il ne satisfait pas aux prescriptions qui précèdent.

Les mêmes dispositions seront applicables aux grosses réparations.

Les propriétaires, architectes ou entrepreneurs présenteront à cet effet et avant tout commencement de travaux, un ou plusieurs plans en double exemplaire. Il en sera donné récépissé.

Si les prescriptions réglementaires sont observées, l'autorisation sera délivrée dans le plus bref délai possible. Un double du permis et des plans sera conservé à la Mairie.

Si des modifications sont reconnues nécessaires, ou s'il y a lieu de refuser l'autorisation, la décision sera notifiée dans un délai de vingt jours.

— Cet article étant obligatoire pour les agglomérations de plus de 20.000 habitants, pourra néanmoins être appliqué ultérieurement en vertu de nouvelles délibérations du Conseil municipal sérieusement motivées et approuvées par M. le Préfet.

Entretien des habitations

Art. 52. — Les façades sur rue, sur cour ou sur courette seront maintenues en état de propreté, ainsi que le sol des cours et courettes.

Les parois des allées, vestibules, escaliers et couloirs à usage commun seront lessivés ou blanchis à la chaux au moins tous les cinq ans.

Les murs, les plafonds et les boiseries des cabinets d'aisances à usage commun seront lessivés ou blanchis à la chaux chaque année.

TITRE II

Prophylaxie des maladies transmissibles.

Maladies transmissibles

Ar. 53. — En vertu de l'article 4 de la loi du 15 Février 1902 et conformément à l'article 1er du décret du 10 Février 1903, les précautions à prendre pour prévenir ou faire cesser les maladies transmissibles dont la déclaration est obligatoire sont déterminées, notamment en ce qui concerne l'isolement du malade et la désinfection, dans les conditions ci-après :

Art. 54. — Les mêmes mesures sont applicables en cas de l'une des maladies énumérées dans la 2e partie de l'art. 1er du décret précité du 10 Février 1903, sur la demande des familles, des chefs de collectivités publiques ou privées, des administrations hospitalières ou des bureaux d'assistance, après entente avec les intéressés.

Isolement

Art. 55. — Tout individu atteint d'une des maladies prévues aux articles qui précèdent sera isolé de telle sorte qu'il ne puisse propager cette maladie par lui-même ou par ceux qui sont appelés à le soigner.

L'isolement sera pratiqué soit à domicile, soit dans un local spécialement aménagé à cet effet, soit à l'hôpital.

Art. 56. — Jusqu'à la disparition complète de tout danger de transmission, on ne laissera approcher du malade que les personnes appelées à le soigner. Celles-ci prendront des précautions convenables pour éviter la propagation du mal.

Transport des malades

Art. 57. — Le transport du malade sera autant que possible effectué par une voiture spéciale désinfectée après le voyage.

Dans le cas où, à défaut de voiture spéciale, il serait fait usage d'une voiture publique ou privée, ce véhicule devra être désinfecté immédiatement après le transport, sous la responsabilité de ses propriétaire et conducteur, qui pourront exiger un certificat de désinfection.

Art. 58. — Il est interdit à toute personne atteinte d'une des maladies transmissibles visées aux articles 53 et 54 de pénétrer dans une voiture affectée au transport en commun.

S'il s'agit de transport par chemin de fer, le chef de gare devra être prévenu à l'avance pour permettre l'application de l'article 60 du règlement sur la police des chemins de fer modifié par décret du 1er Mars 1901.

Désinfection

Art. 59. — Il est interdit de déverser aucune déjection ou excrétion (crachats, matières fécales, etc.) provenant d'un malade atteint d'une affection transmissible sur les voies publiques ou privées, dans les cours, dans les jardins ou sur les fumiers.

Ces déjections ou excrétions seront recueillies dans des vases spéciaux; elles seront désinfectées et exclusivement projetées dans les cabinets d'aisances.

Art. 60. — Pendant toute la durée d'une maladie transmissible, les objets à usage personnel ou domestique du malade et des personnes qui l'assistent de même que les objets contaminés ou souillés, seront désinfectés.

Art. 61. — Il est interdit, sans désinfection préalable, de jeter, secouer ou exposer aux fenêtres aucun linge, vêtement, objet de literie, tapis ou tenture ayant servi au malade ou provenant des locaux occupés par lui.

Art. 62. — Le nettoyage de la pièce et des objets qui la garnissent se fera exclusivement pendant toute la durée de la maladie, à l'aide de linges, étoffes, tissus ou substances imprégnées de liquides antiseptiques.

Art. 63 — Il est interdit d'envoyer, sans désinfection préalable, aux lavoirs publics ou privés ou aux blanchisseries, des linges et effets à usage contaminés ou souillés.

Dans le cas où le lavage de ces objets y aurait été néanmoins pratiqué, le propriétaire du lavoir ou de la blanchisserie tiendra l'établissement fermé jusqu'à ce que l'assainissement et la désinfection prescrits par l'autorité sanitaire aient été effectué.

Il est également interdit d'envoyer, sans désinfection préalable, aux établissements industriels qui pratiquent le cardage ou l'épuration proprement dite, des matelas, literies et couvertures ayant servi à des malades atteints de maladies transmissibles.

Art. 64. — Les locaux occupés par le malade seront désinfectés aussitôt après son transport au dehors de son domicile, sa guérison ou son décès.

L'exécution de cette prescription pourra être constatée par un certificat délivré aux intéressés sur leur demande. Ce certificat ne mentionnera ni le nom du malade, ni la nature de la maladie; il désignera les locaux désinfectés.

Sortie des malades

Art. 65. — Après guérison, le malade ne sortira qu'après avoir pris les précautions convenables de propreté et de désinfection.

Dans le cas où le malade soigné dans un établissement hospitalier sortirait de cet établissement, pour quelque motif que ce soit, avant que tout danger de contamination ait disparu pour les personnes avec lesquelles il pourrait se trouver en contact, l'avis doit en être immédiatement donné au maire par le médecin traitant ou le chef de service responsable. Cet avis, formulé dans les mêmes conditions que la déclaration de maladie, doit indiquer le domicile ou le lieu auquel le malade sortant a déclaré se rendre.

Art. 66. — Les enfants ne pourront être réadmis à l'école, soit publique, soit privée, qu'après un avis favorable du médecin traitant et l'autorisation du médecin inspecteur de l'école.

Refuges et asiles

Art. 67. — Dans les établissements publics ou privés recueillant, à titre temporaire ou permanent, des personnes sans asile, les vêtements et effets à usage de celles-ci seront aussitôt désinfectés.

La désinfection du matériel et des locaux de ces établissements sera pratiquée chaque jour, pour toute la partie du matériel ayant servi aux réfugiés et des locaux qu'ils ont occupés.

Procédés de désinfection

Art. 68. — La désinfection sera pratiquée, soit par les services publics, soit par les particuliers dans les conditions prescrites par l'art. 7 de la loi du 15 Février 1902, notamment en ce qui concerne l'approbation préalable des procédés par le Ministre de l'Intérieur.

Art. 69. — Les appareils de désinfection employés dans la commune à la désinfection obligatoire sont soumis à une surveillance permanente exercée par le bureau d'hygiène.

L'emploi de ces appareils sera suspendu, à titre temporaire ou définitif, s'il est établi qu'ils ne fonctionnent plus dans les conditions prévues par le certificat de mise en service ou que les détériorations constatées ne permettent plus leur fonctionnement normal.

Cet article étant obligatoire pour les agglomérations de plus de 20.000 habitants et au-dessus, pourra néanmoins être appliqué ultérieurement en vertu de nouvelles délibérations du Conseil municipal sérieusement motivées et approuvées par M. le Préfet.

Cadavres

Art. 70. — Les cadavres des personnes mortes de maladies transmissibles seront isolés le plus promptement possible.

Les dispositions nécessaires seront immédiatement prises pour assurer la mise en bière et l'inhumation en exécution du décret du 27 Avril 1889.

TITRE III

Dispositions générales

Art. 71. — Une surveillance spéciale est exercée au point de vue de la qualité de l'eau potable, sur les établissements ouverts au public, tels que cafés, restaurants ou débits. L'usage de toute eau reconnue malsaine est interdit par arrêté du maire. Les puits ou citernes dont l'eau servant d'eau potable serait reconnue malsaine, seront immédiatement fermés.

Art. 72. — Les lavoirs seront largement aérés. Les revêtements de leurs parois seront lisses et imperméables ; le sol aura des rigoles d'écoulement.

Leurs bassins seront étanches, tenus avec la plus grande propreté, vidés, nettoyés et désinfectés au moins une fois par mois.

Art. 73. — Si les matières de vidange sont utilisées pour des cultures, elles seront recueillies et transportées dans des récipients clos jusqu'à leur dépôt sur les terrains auxquels elles sont destinées.

Art. 74. — Il est interdit de déverser des matières de vidange et des eaux d'égout sur des champs où sont cultivés à ras du sol des légumes et des fruits destinés à être consommés crus.

Art. 75. — Les prescriptions des articles qui précèdent sont applicables aux établissements collectifs ou publics, aux administrations publiques, ainsi qu'aux édifices publics.

Art. 76. — Pour l'exécution des prescriptions formulées par les articles 23 et 25 (alimentation en eau) il sera accordé un délai maximum de deux années à partir de la publication du présent règlement ce délai sera de cinq ans pour l'application de l'art. 41 (évacuation des matières usées).

TITRE IV

Pénalités

Art. 77. — Les contraventions aux dispositions du présent règlement seront poursuivies conformément à l'article 27 de la loi du 15 Février 1902 et passibles des pénalités prévues tant par cet article que par l'article 471 du code pénal, sans préjudice de l'application des articles 28, 29, 30, ainsi que des contraventions dites de grande voirie qui leur seraient applicables.

CHAPITRE II

Règlement applicable à toute la surface du territoire située en dehors des limites de l'Octroi

Habitations

Article premier. — Dans les constructions neuves, les parois construites en pierre, brique ou bois seront enduites ou tout au moins badigeonnées à l'intérieur à la chaux. Les constructions en pisé ne pourront être élevées que sur une fondation hourdée en chaux hydraulique jusqu'à 30 centimètres au-dessus du sol.

Art. 2. — La couverture et la sous-couverture à paille des maisons, granges, écuries et étables sont interdites.

Art. 3. — Le sol du rez-de-chaussée, s'il n'est pas établi sur caves, devra être surélevé de 30 centimètres au moins au-dessus du niveau extérieur ; quand il repose immédiatement sur terre pleine, le dallage, le carrelage ou le parquet, devra être placé sur une couche de béton imperméable. Le sol en terre battue est interdit.

Cuisines

Art. 4. — La cuisine, pièce commune, doit être largement pourvue d'espace, d'air et de lumière.

Tout foyer de cuisine doit être placé sous une hotte munie d'un tuyau de fumée montant de 40 centimètres au moins au-dessus de la partie la plus élevée de la construction.

La cuisine sera munie d'un évier.

Chambres à coucher

Art. 5. — Toute pièce servant à l'habitation de jour et de nuit sera bien éclairée et ventilée. Elle sera haute au moins de 2 mètres 60 sous plafond, et d'une capacité d'au moins 25 mètres cubes. Les fenêtres ne mesureront pas moins d'un mètre et demi superficiel.

Art. 6. — Les cheminées, fours et appareils quelconques de chauffage seront aménagés de façon à ce qu'il ne s'en dégage à l'intérieur de l'habitation ni fumée ni gaz toxique et seront pourvues de tuyaux de fumée élevés de 40 centimètres au-moins au-dessus du faîte de la maison.

Art. 7. — L'habitation de nuit est interdite dans les caves et sous-sols.

Eaux d'alimentation

Art. 8. — Les sources seront captées soigneusement et couvertes.

Art. 9. — Les puits seront fermés à leur orifice ou garantis par une couverture surélevée. Leur paroi de pierre ou brique sera hourdée en mortier de chaux hydraulique ou de ciment. Elle devra surmonter le sol de 50 centimètres au moins et être couverte d'une margelle en pierre dure.

Les puits seront protégés contre toute infiltration d'eaux superficielles par l'établissement d'une aire en maçonnerie bitumée large d'environ 2 mètres, hermétiquement rejointe aux parois des puits et légèrement inclinée du centre vers la périphérie.

Ils seront placés à une distance convenable des fosses à fumier et à purin, des mares et des fosses d'aisances. L'eau sera puisée à l'aide d'une pompe ou avec un seau qui restera constamment fixé à la chaîne.

Ils seront nettoyés ou comblés si l'autorité sanitaire le juge nécessaire.

Art. 10. — Les citernes destinées à recueillir l'eau de pluie seront étanches et voûtées. La voûte sera munie à son sommet d'une baie d'aérage ; on ne devra pratiquer aucune culture sur la voûte. Le niveau d'eau sera maintenu à une hauteur convenable par un trop plein. Les citernes seront munies d'une pompe ou d'un robinet. Elles seront précédées d'un citerneau destiné à arrêter les corps étrangers, terre, graviers, etc.

Art. 11. — Le plomb est exclu des réservoirs à l'eau potable.

Écuries et étables

Art. 12. — Le sol des écuries et étables devra être rendu imperméable dans la partie qui reçoit les urines ; celles-ci devront s'écouler par une rigole ayant une pente suffisante.

Les murs des écuries et étables seront blanchis à la chaux. La hauteur sous plafond des écuries destinées aux espèces chevaline et bovine sera au moins de 2 mètres 60.

Elles seront bien aérées.

Celliers, pressoirs et cuvages

Art. 13.— Les celliers, pressoirs et cuvages seront bien éclairés et aérés.

Fosses à fumier et à purin

Art. 14. — Les fumiers seront déposés sur un sol imperméable entouré d'un rebord également imperméable.

Les fosses à purin posséderont des parois et un fond étanches, bétonnés ou cimentés.

Les fosses à fumier et à purin seront placées à une distance convenable des habitations.

Les fosses à purin dont l'insalubrité serait constatée par la commission sanitaire seront supprimées.

Mares

Art. 15. — La création de mares ne peut se faire sans une autorisation spéciale.

Les mares et fossés à eau stagnante seront éloignés des habitations ; ils seront curés une fois par an ou comblés s'ils sont nuisibles à la santé publique. Il est défendu d'étaler les vases provenant de ce curage auprès des habitations.

Routoirs

Art. 16. — Les routoirs agricoles ne seront jamais établis dans les abreuvoirs ou lavoirs. Ceux qui seraient une cause d'insalubrité pour les habitations seront supprimés.

Vidanges, gadoues, etc.

Art. 17. — Les dépôts de vidanges, gadoues, immondices, pailles, balles, feuilles sèches en putréfaction, marcs de raisin, sont interdits s'ils sont de nature à compromettre la santé publique.

Il est également interdit de déverser les vidanges dans les cours d'eau.

Cabinets et fosses d'aisances

Art. 18. — Les cabinets et fosses d'aisances seront établis à une distance convenable des sources, puits et citernes.

Animaux morts

Art. 19. — Il est interdit de jeter les animaux morts dans les mares, rivières, abreuvoirs, gouffres et bétoires ou de les enterrer au voisinage des habitations, des puits ou des abreuvoirs.

Maladies transmissibles. Déclaration

Art. 20. — Indépendamment de la déclaration imposée aux médecins par l'article 5 de la loi du 15 Février 1902 pour les maladies transmissibles ou épidémiques, les hôteliers ou logeurs sont tenus de signaler immédiatement à la mairie tout cas de maladie qui se produirait dans leur établissement, ainsi que le nom du médecin qui aurait été appelé pour le soigner.

Isolement

Art. 21. — Tout malade atteint d'une affection transmissible sera isolé autant que possible, de telle sorte qu'il ne puisse la propager par lui-même ou par les personnes appelées à le soigner.

Jusqu'à la disparition complète de tout danger de contagion, on ne laissera approcher du malade que les personnes qui le soignent. Celles-ci prendront toutes les précautions pour empêcher la propagation du mal.

Désinfection

Art. 22. — Il est interdit de déverser aucune déjection (crachats, matières fécales, matières vomies, etc.), provenant d'un malade atteint de maladie transmissible, sur le sol des voies publiques ou privées, des cours, des jardins, sur les fumiers et dans les cours d'eau.

Ces déjections, recueillies dans des vases spéciaux, seront enterrées profondément, mais seulement après avoir été désinfectées à la chaux vive.

Art. 23. — Pendant toute la durée d'une maladie transmissible, les objets à usage personnel du malade et des personnes qui l'assistent, de même que tous objets contaminés ou souillés, seront désinfectés.

Les linges et effets à usages contaminés ou souillés seront désinfectés avant d'être lavés et blanchis. L'immersion pendant un quart d'heure, des linges dans l'eau en ébullition constitue un bon procédé de désinfection.

Art. 24. — Les locaux occupés par le malade seront désinfectés après sa guérison ou son décès, ainsi qu'il est dit au chapitre Ier, article 64.

Art. 25. — Lorsque le malade sera guéri, il ne sortira qu'après avoir pris les précautions convenables de propreté et de désinfection. Les enfants ne pourront être réadmis à l'école qu'après un avis favorable du médecin traitant ou du médecin-inspecteur de l'école.

Art. 26. — L'exécution des prescriptions formulées par les articles 1 à 25 de ce chapitre II seront obligatoires à partir de la promulgation du présent règlement.

Pénalités

Art. 27. — Les contrevenants du présent règlement seront poursuivis ainsi qu'il est dit au chapitre I, art. 77.

Le présent arrêté sera exécutoire aussitôt qu'il aura reçu la sanction de Monsieur le Préfet.

Fait à Poissy, le 18 Avril 1905.
Le Maire,
CH. MARÉCHAL.

Vu et approuvé :
Versailles, le 5 Août 1905.
POUR LE PRÉFET,
Le Secrétaire général délégué :
FRIZE.

Adopté par le Conseil d'hygiène Départemental les 27 Mai 1909 et 23 Février 1911.

Pour copie conforme :
A Poissy, le 1er Juillet 1912.
Le Maire :
P. PORET.

Imprimerie COLLOT-DÉTABLE, Poissy.

www.ingramcontent.com/pod-product-compliance
Ingram Content Group UK Ltd.
Pitfield, Milton Keynes, MK11 3LW, UK
UKHW012131240726
13965UKWH00005B/2096

9 782013 043915